AF246479

DE

L'ANGINE ULCÉREUSE

ET DU

MUGUET DE LA GORGE

DANS

LA FIÈVRE TYPHOIDE

COMMUNICATIONS FAITES A LA SOCIÉTÉ MÉDICALE DES HOPITAUX
DANS LES SÉANCES DU 27 AVRIL ET DU 11 MAI 1883

Par M. DUGUET

Professeur agrégé à la Faculté de médecine,
Médecin de l'hôpital Lariboisière.

PARIS
A. PARENT, IMPRIMEUR DE LA FACULTÉ DE MÉDECINE
A. DAVY, successeur
52, RUE MADAME ET RUE MONSIEUR-LE-PRINCE, 14

1883

I

DE L'ANGINE ULCÉREUSE

DANS

LA FIÈVRE TYPHOIDE

Vers le milieu de l'été de l'année 1880, M. Faisans, alors mon interne à l'hôpital Saint-Antoine, et deux de ses collègues, MM. Gaillard et Juhel Rénoy, me priaient d'examiner un de leurs camarades, interne provisoire dans le même hôpital, très souffrant depuis plusieurs jours et inspirant à ses amis les plus vives préoccupations.

En effet, ce jeune homme, surmené par un travail exagéré que justifiait l'approche d'un nouveau concours, avait assez rapidement perdu l'appétit, le sommeil et les forces ; il avait en même temps pâli et maigri notablement ; à la prostration se joignait chez lui une certaine inquiétude ; sa peau était chaude et sèche, avec une température voisine de 39°. La langue était humide et chargée d'un léger enduit visqueux, la soif vive et l'haleine fétide. On se trouvait évidemment en face d'un état typhoïde grave ; mais l'absence de diarrhée, de douleur dans la fosse iliaque droite, de ballonnement, de toute congestion viscérale et surtout de taches rosées lenticulaires, commandait une réserve absolue au point de vue de la fièvre typhoïde. J'entendais prononcer autour de moi le nom de *phthisie aiguë au début*, et j'avoue que cette idée me tourmenta un instant. Avant de m'y arrêter, je poursuivis mes recherches de tous côtés. Bien que le malade n'éprouvât aucune douleur pour avaler, je trouvai, en examinant sa gorge, une *ulcération superficielle*, presque aussi étendue qu'une pièce de cinquante centimes, mais plutôt ovalaire qu'arrondie, siégeant sur le pilier antérieur droit du palais, occupant une grande partie de sa face antérieure. En déprimant légèrement la base de la langue, il était facile d'en saisir tous les caractères. Séparée de l'amygdale par le bord interne du pilier droit demeuré intact, l'ulcération remontait jusqu'au niveau de l'arc formé par le pilier antérieur et la luette. Exulcération plutôt qu'ulcération, elle paraissait taillée à l'emporte-pièce dans la partie superficielle de la muqueuse ; ses bords formaient une ligne courbe régulière, servant de cadre à une surface dépouillée, d'un gris rosé, presque lisse ; sans relief apparent, ils étaient eux-mêmes entourés d'une zone large de deux à trois millimètres, d'un rouge assez intense, formée par la muqueuse voisine fortement congestionnée, mais reprenant bientôt plus loin et peu à peu sa coloration normale. Cette ulcération superficielle, un peu oblique de haut en bas et de dedans en dehors, ressemblait à une *aphthe immense.*

Je fis remarquer cette lésion singulière aux internes qui m'accompagnaient. D'une part, il était impossible de la rattacher à la syphilis, en raison de l'ensemble de ses caractères, de son isolement, de son auréole rouge, de l'absence d'adénite concomitante ou d'autre manifestation syphilitique ; d'ailleurs les antécédents du malade étaient muets en ce qui concerne la syphilis. D'autre part la régularité de l'ulcération, de ses bords, de sa surface, l'absence de toute granulation, blanchâtre ou autre, formant relief dans la zone rouge environnante, autorisaient le rejet de toute idée d'une ulcération tuberculeuse. J'ajoute que le malade n'avait pris ni tartre stibié, ni d'autre substance qu'on puisse incriminer.

Nous nous trouvions donc en face d'une ulcération à caractères tout à fait insolites, qui me remettait en mémoire certain cas de fièvre typhoïde dans le cours de laquelle j'avais observé une ulcération analogue, et je crus, en l'absence de tout autre signe caractéristique, pouvoir affirmer qu'il s'agissait ici d'un fait de même nature, que le malade n'était point sous le coup d'une *phthisie aiguë,* mais bien d'une *fièvre typhoïde à son début.*

Trois ou quatre jours après, l'ulcération de la gorge persistant, la diarrhée succéda à la constipation, les taches rosées lenticulaires et les râles sibilants apparurent ; la fièvre typhoïde ne fut plus douteuse pour personne. On vit se dérouler tous les accidents d'une fièvre ataxo-adynamique grave, dans le cours de laquelle l'ulcération du voile du palais disparut sans laisser aucune trace, et le malade finit par guérir. Mais il dut renoncer cette fois au concours de l'internat, et aujourd'hui il exerce la médecine dans un département de l'ouest de la France.

Dans l'épidémie de l'an dernier, qui fut si féconde en particularités de tout genre, bien que j'eusse l'attention éveillée snr ce point, je ne rencontrai aucun cas analogue. J'hésite, en effet, à considérer comme tel celui d'une femme chez laquelle je découvris une perforation ova laire du pilier antérieur gauche, perforation capable de loger un pois, paraissant remonter à une époque antérieure à la fièvre typhoïde pour laquelle elle entrait à l'hôpital, et pouvant bien, au milieu de rensei gnements fort obscurs, se rattacher à un accident syphilitique antérieur et tertiaire. Bien que cette perforation siégeât au point précis que j'ai signalé dans ma première observation, n'ayant pas assisté à son évolution, je ne puis en tenir compte.

Le 12 mars dernier entre dans mon service, à l'hôpital Lariboisière (salle Saint Vincent, n° 12), un malade, âgé de 28 ans, teinturier, né à Lyon, à Paris depuis un an seulement. Le début de sa maladie, assez difficile à préciser, remonte à une semaine environ ; il a été marqué par une fatigue générale avec céphalalgie, insomnie, perte de l'appétit et des forces ; la prostration étant devenue plus grande, le malade a dû s'aliter.

A son entrée, sa peau sèche et brûlante, son ventre ballonné avec douleur dans la fosse iliaque droite, sa diarrhée ocreuse, son haleine fétide, sa langue sèche, son hébétude, permettent de reconnaître chez lui l'existence d'une fièvre typhoïde ; les taches rosées et les râles bronchiques manquent à l'ensemble de ses caractères.

A la visite du soir, mon interne M. Launois trouve déjà sur le pilier antérieur droit une petite ulcération superficielle ; sur le pilier gauche existe simplement, dans le point symétrique, une rougeur exagérée.

Le 13, au matin, l'ulcération du pilier droit s'est agrandie ; au pilier gauche la rougeur s'est étendue.

Le 14, l'ulcération s'est encore accrue à droite et commence à se montrer à gauche.

Le 15, dixième jour probable de la maladie, apparaissent quelques taches rosées lenticulaires non douteuses sur l'abdomen et sur le dos. Les ulcérations de la gorge sont arrivées à leur plus grand développement. Toutes deux siègent sur les piliers antérieurs du voile du palais, l'une a droite, l'autre à gauche ; toutes deux occupent une grande étendue de leur face antérieure : ovalaires et dirigées de haut en bas et un peu de dedans en dehors, elles ont un grand diametre qui mesure environ un centimetre ; très superficielles, à fond gris rosé et uniforme, elles sont circonscrites nettement par un bord regulier, mince, entouré d'une auréole plus rouge, formee par la muqueuse environ .

nante. Leur limite supérieure atteint le niveau de l'arc formé par la luette et les piliers antérieurs. Elles offrent, sous tous les rapports, une ressemblance et une symétrie parfaites. Point de ganglions du cou engorgés ; et le malade, qui boit très souvent, n'accuse aucune douleur de gorge et ne paraît pas avoir de dysphagie.

Le 16, les deux ulcérations ont le même aspect que la veille ; mais, á deux millimètres environ au-dessus de l'ulcération droite, nous voyons se produire un soulèvement épithélial blanchâtre de dimension et de forme lenticulaire.

Le 17, ce soulèvement s'est transformé en une exulcération lenticulaire, offrant, moins l'étendue, tous les caractères des deux ulcérations précédentes.

Le 18, point de changement apparent ; la fièvre typhoïde suit d'ailleurs jusque-là un cours assez régulier.

Le 19, tandis que l'ulcération du pilier gauche demeure stationnaire, celles qui occupent le pilier droit ont singulièrement perdu de leur étendue ; leurs bords se sont rapprochés.

Le 20, un léger froncement avec rougeur de la muqueuse indique l'endroit où siégeaient les ulcérations du côté droit. Celle de gauche semble devenue plus superficielle encore.

Le 21, le pilier droit a repris son aspect habituel ; celui de gauche conserve l'ulcération qui marche visiblement vers la guérison.

Mais depuis trois jours les phénomènes généraux se sont aggravés, et le malade meurt au dix-septième jour environ de sa maladie.

Une éponge imbibée d'alcool ayant été placée dans la bouche aussitôt après la mort, nous avons pu, à l'autopsie, enlever le voile du palais bien conservé, pour le faire durcir ensuite dans l'alcool absolu.

Des coupes transversales ont été pratiquées par mon interne M. Launois, en différents points des piliers, surtout au niveau des portions où nous avions observé les ulcérations. En ces différents points, il a été facile de trouver une disparition des cellules les plus superficielles qui forment le revêtement de la muqueuse ; et les cellules de la couche profonde, facilement reconnaissables, sont devenues superficielles.

Il ne nous a pas été possible de retrouver de follicules clos au-dessous du derme muqueux ; celui-ci par sa face profonde est uni aux amas glandulaires par des faisceaux de tissu conjonctif, comprenant dans leur épaisseur de nombreuses fibres élastiques. On sait d'ailleurs que MM. Robin et Sappey n'admettent pas l'existence de follicules clos dans la muqueuse du voile du palais.

Le 17 du même mois, entrait, au n° 6 de la même salle, un Italien, journalier, âgé de 25 ans, à Paris depuis huit mois, malade depuis deux semaines environ ; il a essayé de se soigner dans sa chambre aussi longtemps que ses ressources le lui ont permis.

A son entrée, il est facile de constater tous les signes d'une fièvre typhoïde adynamique : céphalalgie, insomnie, langue sèche, soif vive, râles sibilants, ballonnement du ventre, douleur dans la fosse iliaque droite, diarrhée jaunâtre, taches rosées lenticulaires vers la partie moyenne du tronc, peau sèche et chaude à 40°. Mais, pendant qu'on l'examine, le malade se plaint d'une certaine douleur pour avaler, et, en regardant la gorge, on découvre qu'il existe, sur le pilier droit du voile du palais, une large exulcération ovalaire, s'étendant de haut en bas et un peu de dedans en dehors, parallèlement au bord interne demeuré intact du pilier antérieur, ayant pour limite supérieure le point du pilier qui s'unit au voile, exactement au niveau de l'arc formé par le pilier et la luette. Cette ulcération mesure de treize à quatorze millimètres verticalement, et neuf à dix dans le sens transversal.

Son fond, gris rosé, est assez superficiel ; ses bords minces forment une ligne régulièrement ovalaire, comme s'ils étaient coupés à l'emporte-pièce, et la muqueuse qui l'entoure est d'un rouge vif qui va s'atténuant bientôt à mesure qu'on s'éloigne de l'ulcération.

La douleur que le malade éprouve en avalant est réveillée par la pression du cou, sans que l'on y rencontre d'engorgement ganglionnaire.

Le 18, l'ulcération n'offre aucun changement.

Le 19, on remarque que l'ulcération a gagné sensiblement en profondeur, assez pour permettre de distinguer nettement les fibres musculaires verticales sous-jacentes du pilier antérieur.

Le 20, état stationnaire de l'ulcération.

Le 21, les fibres musculaires du pilier sont devenues moins apparentes.

Le 22, le fond de l'ulcération prend un aspect rosé et luisant.

Le 23, les bords s'amincissent pour se confondre avec la surface ulcérée ; celle-ci prend un aspect rose vernissé qui rappelle, moins l'induration sous-jacente, la surface d'un chancre induré en voie de guérison.

Le 24, en même temps que le malade entre en pleine convalescence, l'ulcération se cicatrise par nivellement très rapide, sans froncement de la muqueuse, et sans induration.

Le 27, la cicatrisation est parfaite, présentant à peine une légère teinte opaline de la muqueuse au point où siégeait l'ulcération.

En résumé, voilà trois observations dans lesquelles nous voyons des *ulcérations superficielles* du voile du palais se produire, à une période assez rapprochée du début de la fièvre typhoïde, précédant même dans deux cas l'apparition des taches rosées lenticulaires, ayant une *forme*, un *siége* et une *évolution* singulièrement identiques.

La lecture des ouvrages qui traitent de la fièvre typhoïde me porte à croire qu'il faut voir dans ces ulcérations une manifestation toute spéciale, et jusqu'ici peu décrite, de la fièvre typhoïde.

En effet si l'on remonte à l'ouvrage de Louis, qu'il faut toujours citer en pareille matière, on constate que dans aucune de ses observations il n'est fait mention d'ulcérations du voile du palais ni même du pharynx étudiées pendant la vie ; c'est à l'*autopsie* que ces ulcérations du pharynx sont signalées dans les observations 15, 19, 31, 32 et 45, et aux 36°, 25°, 16°, 23° et 28° jour de la maladie. Ici nous les rencontrons pendant la vie (première différence), le 5°, le 8° et le 14° jour environ, par conséquent, à une époque beaucoup plus rapprochée du début de la maladie, même avant l'apparition des taches rosées (seconde différence). C'est en bas et sur les côtés du pharynx que Louis signale et décrit des ulcérations, dans des points inaccessibles à la vue sur le vivant, et non pas sur les piliers antérieurs du voile du palais, dans cet endroit tout particulier commun à nos trois observations et qui paraît pouvoir être considéré comme un siége de prédilection et peut être même d'élection (troisième différence). Les ulcérations décrites par Louis sont le plus souvent nombreuses, parfois profondes, et accompagnées d'altérations plus ou moins étendues des parties voisines telles que l'épiglotte, la base de la langue, les cartilages du larynx, ou compliquées de diphthérie ; elles n'ont point ces caractères d'isolement, de simplicité, de superficialité , qui les font comparer à des aphthes très étendues, des ulcérations que nous avons rencontrées (quatrième et dernière différence).

Les ulcérations que nous avons décrites diffèrent donc de celles que Louis a signalées, principalement par leur époque d'apparition, par leur siége et par leurs caractères objectifs.

La plupart des auteurs qui ont écrit après Louis n'ont presque rien ajouté à ce qu'il a dit des ulcérations du pharynx dans la fièvre typhoïde. Murchison, qui parle de certaines ulcérations superficielles du pharynx assez semblables aux nôtres, les place dans la partie inférieure du pharynx et affirme également qu'on ne les trouve jamais quand la mort arrive avant la troisième semaine de la maladie. Béhier reproduit de tous points les paroles de Murchison. Grisolle en dit quelques mots et simplement d'après Louis. Griesinger n'en donne point de description.

Si l'on consulte les ouvrages et les articles qui traitent des angines, nous lisons dans le Traité du professeur Lasègue : « Peut-être conviendrait-il de rapprocher des maux de gorge toxiques les angines qui se déclarent si souvent à une *période avancée* de la fièvre typhoïde.... J'ai renoncé après quelques hésitations à décrire ces affections, bien qu'elles fussent d'une observation fréquente et facile, et qu'elles me parussent dignes d'intérêt », et encore l'auteur ne fait-il allusion qu'aux affections de l'arrière-gorge et nullement à celles de l'isthme du gosier. Ainsi donc le Traité des angines de Lasègue est silencieux en ce qui touche à la fièvre typhoïde. L'article *Angine* du Dictionnaire encyclopédique des sciences médicales, et celui du Nouveau dictionnaire de médecine et de chirurgie pratiques signalent des aphthes qui se forment quelquefois dans la cavité buccale et dans l'arrière-gorge, et qui sont accompagnées souvent d'une dysphagie considérable.

La plupart des auteurs sont donc muets en ce qui concerne l'angine ulcéreuse de la fièvre typhoïde observée pendant la vie. A ma connaissance M. Desnos est le premier et le seul qui en ait donné une observation en 1876, par la plume de M. Bouveret, alors son interne (1). Cette observation est tellement ressemblante aux trois que j'ai rapportées que je crois utile d'en relever ici les points essentiels.

Il s'agit d'un homme de 25 ans, à Paris depuis un an, teinturier comme l'un des trois malades dont j'ai rapporté l'histoire, entrant à l'hôpital au 5ᵉ jour d'une fièvre typhoïde de moyenne intensité à forme abdominale. Mais comme il offrait déjà le jour de son entrée cinq à six taches rosées sur la paroi abdominale, je présume qu'il devait être plutôt au 7ᵉ ou au 8ᵉ jour.

« Le 15 octobre, au 9ᵉ jour », dit l'observation, au 11ᵉ ou 12ᵃ jour, dirons-nous, le malade se plaignit de souffrir de la gorge, surtout pendant la déglutition. Or, à l'examen du pharynx, voici ce que l'on put constater : la muqueuse présente une hyperhémie assez vive, plus prononcée au niveau de l'isthme et des amygdales. Sur les piliers antérieurs, à leur union avec le voile, existent deux ulcérations symétriques, présentant toutes les deux les mêmes caractères, sauf les dimensions, celle du côté gauche étant un peu plus étendue que l'autre. Ces ulcérations sont ovalaires, obliques suivant la direction du pilier antérieur, longues de 15 et larges de 8 à 10 millimètres environ. Elles dépassent en profondeur le revêtement épithélial, et se

(1) En 1881, le Dʳ Lecorché, dans ses *Études médicales*, en signale deux cas analogues, p. 569 et 570.

distinguent bien des érosions catarrhales ; le derme muqueux est certainement intéressé quoique superficiellement. Les bords sont rouges, vivement congestionnés et relevés sur le fond, qui présente une teinte gris jaunâtre. On ne peut rien en détacher qui ressemble à une fausse membrane... Pas d'engorgement des ganglions sous-maxillaires.

Le 19 octobre. Les ulcérations commencent à se modifier. Les bords se sont affaissés, ils sont aussi moins rouges ; la perte de substance paraît moins profonde. Du reste, la douleur a tout à fait disparu.

Le 23, les bords et le fond des ulcérations sont au même niveau, la perte de substance est comblée ; elle prend une teinte rosée légèrement granuleuse.

Le 30. L'épithélium s'est reproduit. La région occupée par les ulcérations ne se distingue plus que par une dépression très légère et une coloration un peu plus foncée que le reste de la muqueuse.....

La convalescence fut rapide et sans aucun accident.

Cette observation de M. Desnos rapportée par M. Bouveret, dans les Annales des maladies de l'oreille et du larynx, n'a pas besoin de commentaires, attendu qu'elle rappelle à s'y méprendre le tableau des trois observations que j'ai relatées en commençant.

De la comparaison de ces quatre faits (1), je me crois donc en droit de conclure :

1° Qu'il peut exister dans la fièvre typhoïde des ulcérations superficielles, ovalaires, siégeant tout spécialement sur les piliers antérieurs du voile du palais, à leur face antérieure, d'un seul côté ou des deux côtés à la fois.

2° Que ces ulcérations, peu nombreuses, ressemblent à une aphthe très étendue, et qu'elles ne reconnaissent probablement pas pour origine une lésion folliculaire, mais simplement une altération très superficielle du derme muqueux et de l'épithélium qui le recouvre.

3° Qu'elles peuvent se montrer de bonne heure, en même temps que les taches rosées, et même plusieurs jours avant elles, ce qui, dans l'espèce, peut leur donner une valeur diagnostique considérable.

4° Qu'elles n'ont enfin aucune portée au point de vue du pronostic, puisqu'elles accompagnent des cas graves, comme des cas bénins ; puisqu'on les voit naître, évoluer et guérir, alors même que le malade finit par succomber.

J'en appelle sur cette question à l'observation et au jugement de mes collègues.

(1) M. le Dr Troisier, quinze jours après cette communication, en a observé un nouveau cas absolument identique chez un jeune homme de 18 ans (Hôtel-Dieu annexe) et j'ai pu avec lui en suivre l'évolution dans son service.

DU MUGUET DE LA GORGE

DANS

LA FIÈVRE TYPHOIDE

Un malade âgé de 38 ans, cocher, entre dans mon service (hôpital Lariboisière, salle Saint-Vincent, n° 3) le 24 février dernier, pour une fièvre typhoïde datant de huit jours environ. Né en Auvergne, il habite Paris depuis quatre ans, mais d'une façon intermittente. Il vient y travailler durant l'hiver seulement, et s'en retourne chaque année pendant l'été dans son pays, où il s'occupe à cultiver la terre, près de sa femme et de ses enfants.

A son entrée, l'abattement, la pâleur du visage, les épistaxis, la céphalalgie, les insomnies avec cauchemars dont il se plaint, l'anorexie, la soif, son haleine fétide, sa langue couverte d'un enduit grisâtre, la diarrhée abondante et fétide depuis deux jours, le météorisme abdominal avec gargouillement à droite, les taches rosées, les râles sibilants, la peau sèche et chaude (39°,9) ne permettent point d'hésiter sur le diagnostic.

Le 26, une épistaxis abondante nécessite une injection sous-cutanée d'ergotine ; l'isthme du gosier présente ce jour-là une rougeur assez intense.

Le 2 mars, on remarque un grand nombre de taches rosées. La prostration du malade est accrue par l'idée de se sentir malade, seul, à l'hôpital et loin de sa famille.

Le 5, il se plaint d'une grande sécheresse avec chaleur de la gorge ; il avale difficilement ; son haleine est aigrelette. L'examen de la bouche et de la gorge fait alors constater les particularités suivantes :

Toute la portion molle du palais est tapissée par une plaque d'un blanc grisâtre pour ainsi dire uniforme, peu épaisse, engaînant presque complètement la luette, et envahissant une grande partie des piliers antérieurs. Sur les confins de cette plaque on aperçoit des îlots, des grains blanchâtres disséminés, plus ou moins reliés à la nappe principale, lui formant une bordure festonnée et très régulièrement limitée. Cette plaque repose sur une muqueuse d'un rouge vif. Les amygdales, les piliers postérieurs et la paroi postérieure du pharynx n'en sont nullement couverts ; il en est de même des joues, des lèvres et de la langue, dont l'enduit grisâtre et desséché ne présente aucun point, aucun îlot blanchâtre. Point d'engorgement des ganglions cervicaux. Le papier bleu de tournesol rougit au contact de la muqueuse buccale.

Séance tenante, une partie de la couche crémeuse qui recouvre le voile du palais est enlevée et placée sous le champ du microscope ; et, sans le secours d'aucun réactif, on reconnaît facilement la présence des tubes et des spores en grand nombre absolument caractéristiques de l'*oïdium albicans*. Il s'agissait donc là d'un muguet confluent développé primitivement à l'isthme du gosier, et limité exactement au voile du palais et à ses piliers. Grâce aux badigeonnages fréquents avec le miel rosat boraté, et aux lavages à l'eau de Vichy, le voile du palais et ses piliers furent débarrassés en moins de cinq jours, et les applications locales supprimées ; mais deux jours après le muguet reparaissait sur les piliers antérieurs ; on recourait au même traitement local, et toute trace de muguet disparaissait de nouveau en deux jours.

Le 18, le malade, dont la fièvre suivait une marche très régulière, est pris d'un point de pneumonie. Dès le lendemain, réapparition du muguet sous la forme d'un semis blanchâtre disséminé sur les piliers antérieurs, à la face antérieure de la luette, à la face interne des joues et sur les bords de la langue. En trois jours les applications alcalines ont de nouveau balayé le muguet, et, quelques jours après, le malade est définitivement guéri de sa fièvre typhoïde et de ses complications.

Le 17 février, entrait dans ma salle un jeune homme de 28 ans, avec tous les signes d'une fièvre typhoïde ataxo-adynamique au septième jour environ. C'était un forgeron, né en Franche-Comté, habitant Paris depuis peu de mois. L'idée de ses fiançailles compromises exagérait certainement son inquiétude et la prostration dans laquelle il était plongé.

Le 21, onzième jour de sa maladie, on remarque un semis blanchâtre disposé par groupes disséminés sur le voile du palais, à la face antérieure de la luette, sur les piliers antérieurs et tout à fait à la base de la langue ; mais les joues, les lèvres, le reste de la langue et les parois du pharynx présentent une rougeur intense, sans aucune concrétion blanchâtre. La réaction de la bouche est acide. L'examen au microscope démontre péremptoirement ici encore les spores et les tubes de l'*oïdium albicans*. Le malade se plaint de dysphagie, mais ne présente point d'adénite cervicale ni sous-maxillaire. Les applications alcalines de miel boraté et d'eau de Vichy dissipent le muguet en trois jours.

Vers la fin du troisième septénaire le muguet se montre de nouveau sous la forme de petits grains blanchâtres disséminés sur le voile du palais, la luette et la base de la langue. Jusqu'au trentième jour, il cède et revient plusieurs fois, avec ténacité, pour cesser enfin au moment où le malade entre en convalescence.

Deux malades, qui étaient à la même époque dans mes salles, et dont j'ai parlé dans la dernière séance comme ayant été atteints d'angine ulcéreuse, ont présenté également, à un moment donné, pendant qu'évoluaient leurs ulcérations, des groupes de semis blanchâtres, disséminés à la face inférieure du voile, à la base de la luette et sur les piliers ulcérés ; mais dans l'un et l'autre cas, en moins de deux jours, les applications alcalines, restées sans effet appréciable sur les exulcérations, ont dissipé les concrétions crémeuses du muguet qui s'étaient surajoutées aux exulcérations.

Enfin, le 5 mai dernier, arrive dans mon service un homme âgé de 46 ans, concierge, à Paris depuis huit mois seulement, parvenu à peu près au quinzième jour d'une fièvre typhoïde adynamique. Dès le jour de son entrée, par conséquent en dehors de toute influence contagieuse connue, il se plaint d'une sécheresse insolite de la bouche et de la gorge, et nous lui trouvons la face supérieure et les bords de la langue recouverts de concrétions granitées blanches disposées par groupes ; la face antérieure de la luette et les deux piliers antérieurs offrent des groupes semblables ; les lèvres, la face interne des joues en sont exemptes ; mais toute la cavité bucco-pharyngée est tapissée par une muqueuse d'un rouge intense. Le papier bleu rougit au contact de la muqueuse buccale.

Les concrétions, reconnues séance tenante au microscope comme étant dues à l'*oïdium albicans*, disparaissent en deux jours sous l'effet des badigeonnages alcalins ; elles laissent à nu la muqueuse violacée et exulcérée au pilier droit ; là en effet (soit dit en passant), se voit une ulcération lenticulaire superficielle, grisâtre, masquée jusqu'alors par un groupe de concrétions parasitaires, et présentant tous les caractères des ulcérations dont j'ai parlé dans notre dernière réunion. Le malade, aujourd'hui très déprimé, vient d'être pris d'une angine diphthéritique à laquelle je crains qu'il ne succombe (1). Cette complication tardive est un des nombreux exemples de contagion nosocomiale que nous observons ; car trois lits plus loin se trouvait, il y a quelques jours, un jeune homme atteint d'une angine couenneuse grave, aujourd'hui guérie, mais suivie d'une paralysie du voile du palais.

En résumé, voilà, depuis le commencement de cette année, cinq nouveaux cas de muguet survenu dans le cours de la fièvre typhoïde, et offrant comme particularités : d'occuper tout d'abord l'*isthme du gosier* et principalement le *voile du palais*, les *piliers* ou la *luette ;* d'y récidiver avec une certaine ténacité ; de s'étendre à la base de la langue ; de chercher à gagner tout cet organe et les joues par l'espace intermaxillaire, en un mot de marcher d'avant en arrière, de l'isthme du gosier où il domine, vers la cavité buccale où il demeure accessoire.

Telles ne sont pas, il me semble, les déterminations et la marche habituelles et classiques du muguet.

En effet nous rencontrons ordinairement le muguet : à la face interne des lèvres, particulièrement près des commissures de la bouche ; à la face interne des joues, principalement au niveau de l'espace intermaxillaire ; sur la langue, et là plus à la pointe et sur les bords qu'au centre ou à la base ; moins fréquemment aux gencives, et accessoirement sur les piliers antérieurs et sur le voile du palais.

L'angine du muguet, fait justement remarquer M. le professeur Peter dans son article du Dictionnaire encyclopédique des sciences médicales, n'est pas ordinairement décrite à part : « Elle est, dit il, partie intégrante d'un état morbide général de la muqueuse bucco-pharyngée, et ses symptômes se confondent avec ceux de la stomatite, indépendamment de laquelle on ne l'a jamais vue exister. »

Et plus loin : « L'angine du muguet est plus rare que la stomatite de même nature, et, quand existe l'angine, le muguet de l'isthme du gosier est bien plus discret et bien plus caduc que celui de la bouche. »

« Le muguet du pharynx, dit un autre pathologiste, n'offre rien de particulier ; il est disposé par grains séparés ou confluents, et accompagne constamment le muguet buccal. »

(1) Ce malade, guéri de son angine couenneuse, est atteint aujourd'hui, 24 juin, d'une paralysie consécutive du voile du palais, et d'une albuminurie très intense, qui rendent sa situation très précaire.

M. le professeur Parrot (Clinique des nouveau-nés, p. 76), qui a, de son côté, étudié et décrit si magistralement le muguet, fait remarquer qu'il débute habituellement par le dos de la langue, pour gagner ensuite les bords, puis et tardivement la face inférieure de cet organe; qu'il envahit la face interne des joues et des lèvres, enfin la voûte et le voile du palais, très rarement les gencives. « La cavité de la bouche, dit il plus loin (p. 208), est le siége de prédilection du champignon. C'est là qu'il se développe d'abord et le plus abondamment. Lorsqu'on en trouve sur d'autres points, on peut affirmer que la bouche en contient, car elle est la pépinière d'où les germes se détachent pour aller s'implanter ailleurs et s'y développer. » Telles sont bien, en effet, les données classiques, celles avec lesquelles nous avons été élevés, celles avec lesquelles nous avons vécu. Le muguet se développe primitivement dans la cavité buccale, c'est là qu'il commence et qu'il prédomine toujours ; il marche d'avant en arrière, et, s'il gagne l'isthme du gosier et le pharynx, c'est secondairement : on ne trouve guère de descriptions indiquant qu'il puisse s'y développer d'emblée.

Il y a là évidemment une cause d'erreur, car le muguet primitivement développé à l'isthme du gosier existe. Nous voyons déjà, en 1858, Gubler (Mémoires de l'Académie de médecine. Études sur l'origine et les conditions de développement de la mucédinée du muguet, t. XXII) en rapporter un très bel exemple, en faisant l'histoire d'une femme âgée de vingt-cinq ans, de constitution robuste, qui présentait les piliers, les amygdales et la paroi postérieure du pharynx couverts d'une exsudation blanchâtre granulée, que le microscope démontra être formée par l'*oïdium albicans*. La malade avait de la fièvre, mais l'engorgement ganglionnaire était peu considérable. Le borax et l'eau de Vichy en eurent promptement raison. Dès le lendemain le muguet de la gorge avait disparu, et cette femme sortait guérie de l'hôpital quelques jours après. Toute la maladie avait consisté chez elle en une angine crémeuse, accompagnée de gène dans la déglutition, de fièvre et de courbature.

Ce fait de Gubler est demeuré longtemps isolé : il démontre en tout cas que l'*angine crémeuse* a, depuis longtemps, été rencontrée en dehors de la stomatite de même nature, indépendante, sans lien absolu ni nécessaire avec cette dernière.

Mais revenons à la fièvre typhoïde.

La fréquence avec laquelle nous rencontrons depuis quelque temps (car je suis convaincu que mes collègues ont fait les mêmes remarques que moi) le muguet de l'isthme du gosier dans la fièvre typhoïde semble véritalement en contradiction avec les descriptions du muguet que nous possédons ; et je me demande de deux choses l'une : si le muguet a changé d'allures, s'il a une manière d'être nouvelle dans son début et dans son mode d'envahissement, ou si les données qui le concernent ne sont pas demeurées jusqu'ici incomplètes.

D'une part, il ne serait pas impossible que, *chez l'adulte du moins*, le muguet de la gorge fût aujourd'hui plus commun qu'autrefois ; on est frappé en effet des cas nombreux de muguets de ce genre, observés même en dehors de la fièvre typhoïde. Qu'il me suffise de rappeler le cas si remarquable présenté ici même en 1880 par mon ami Damaschino (séance du 9 juillet 1880); celui que M. Brocq, interne de M. Laboulbène, vous a soumis la même année (séance du 12 novembre 1880); ceux, au nombre de trois, que M. Schachmann, interne de M. Landrieux, vient de recueillir chez des vieillards à l'hospice de Sainte-Périne (*France médicale*, 3 mai 1883). Il semble, si je ne m'abuse, que l'angine crémeuse soit devenue, comme le disait autrefois Trousseau de l'angine pultacée, *l'angine des mauvais états généraux*.

On est véritablement surpris du nombre de muguets développés primitivement à l'isthme du gosier, qui ont été observés dans la dernière épidémie de fièvre typhoïde : je rappellerai seulement que, pour ma part, j'en ai vu plus d'une cinquantaine de cas dont j'ai rapporté sommairement l'histoire à la Société dans la séance du 24 novembre dernier, et auxquels je dois ajouter ceux qui font l'objet de cette communication. Il n'est donc pas impossible que de nos jours, en particulier chez l'adulte et dans la fièvre typhoïde surtout, le muguet de la gorge soit devenu plus fréquent.

Mais d'un autre côté, je suis loin d'être convaincu qu'en ce qui concerne tout spécialement la fièvre typhoïde, quelques erreurs n'aient pas été commises, et que l'on n'ait pas pris quelquefois et peut être souvent pour des angines pultacées ou même pour des angines diphthéritiques, des complications gutturales, qu'un examen plus complet et au microscope eût fait ranger parmi les angines crémeuses.

Dans son article sur les angines de la fièvre typhoïde (*Dictionnaire encyclopédique des sciences médicales*), M. Peter prend à partie les cas d'angines pultacées rapportés par mon ami le Dr Chédevergne, dans sa thèse inaugurale sur la fièvre typhoïde et ses manifestations (Paris, 1864) ; il pense qu'il faut logiquement ranger les angines pultacées de M. Chédevergne parmi les angines diphthéritiques en raison des propagations dont parle cet observateur, aux poumons d'une part, à l'œsophage et à l'estomac d'autre part. Je veux bien accorder qu'un certain nombre d'angines pultacées décrites par M. Chédevergne et observées par lui dans le Poitou, à l'hôpital des Enfants et à la Maison Municipale de Santé, celles qui se sont étendues par les bronches jusqu'aux alvéoles pulmonaires pour y produire des broncho-pneumonies *pultacées*, doivent être rattachées à la diphthérie ; mais je ne puis y faire rentrer celles que M. Chédevergne nous montre si nettement se propageant à l'œsophage et à l'estomac et amenant des vomissements persistants. Ces dernières ne sauraient appartenir réellement qu'au muguet. La diphthérie ne marche pas de la sorte et les recherches récentes sur le muguet de l'œsophage et de l'estomac, celles plus particulières de M. le professeur Parrot, ne peuvent laisser aucun doute à cet égard. D'ailleurs, à défaut d'examen au microscope, bornons-nous à rappeler la remarque de M. Chédevergne, au sujet de la durée et du traitement de l'angine pultacée qu'il décrit : « La durée de ces pseudo-membranes, dit-il, n'est pas longue ; quelques badigeonnages avec une solution de borax suffisent pour en amener la guérison. » Ces paroles sont pour nous aujourd'hui toute une démonstration. L'angine crémeuse seule est susceptible d'une modification si heureuse et si rapide sous l'influence d'une solution alcaline, et nous savons par une triste expérience que la diphthérie vraie n'est point aussi simple à faire disparaître.

Quoi qu'il en soit, je ne veux pas dire que l'angine pultacée vraie, celle qu'a si bien décrite M. Peter, et qui consiste uniquement dans la tuméfaction, le ramollissement et la chute de l'épithélium sans produits parasitaires, ainsi que l'angine diphthéritique vraie ne puissent point compliquer la fièvre typhoïde ; mais j'ai une tendance à les croire l'une et l'autre infiniment moins fréquentes qu'on ne l'a dit ; j'ai secondairement une tendance à penser que le muguet de la gorge, devenu en apparence si commun, a dû être souvent pris, tantôt pour une angine pultacée, tantôt pour une angine diphthéritique ; et j'insiste pour qu'à l'avenir les angines de la fièvre typhoïde soient, dans le doute, soumises au contrôle du microscope, ce qui est en général facile, et, dans l'espèce, d'un intérêt pratique incontestable.

Et maintenant, si j'osais formuler toute ma pensée, je dirais que les descriptions classiques du muguet, celles qui lui donnent la bouche pour foyer principal ou pour siège d'élection, s'appliquent sans doute plus particulièrement au muguet de l'enfance ; tandis qu'il faudrait les compléter par la description du muguet, qui a pour foyer principal et peut-être pour siège d'élection l'isthme du gosier ou la gorge, et qui s'appliquerait plus particulièrement à l'âge adulte. Pourquoi la bouche chez l'enfant ? Pourquoi la gorge chez l'adulte ? Parce que le muguet, entre autres conditions de développement, demande une muqueuse dépouillée ou en voie de desquamation épithéliale, une muqueuse *décapée*, comme dirait M. Parrot, pour s'y arrêter, y germer et y fructifier ; parce que chez l'enfant, le travail prolongé de la dentition entretient facilement dans la bouche un certain degré de stomatite avec ce dépouillement épithélial favorable à l'évolution du muguet buccal ; parce que chez l'adulte, les stomatites sont rares, les angines au contraire fréquentes et en particulier dans la fièvre typhoïde l'angine érythémateuse et l'angine catarrhale, lesquelles amènent également la desquamation de la muqueuse et sont bien faites par cela même pour favoriser l'évolution du muguet de la gorge, qui les transforme alors et rapidement en angines crémeuses.

En résumé, si nous reprenons en partie les conclusions de notre dernière communication, nous dirons :

1° qu'il faut visiter avec soin la, gorge chez les malades qu'on soupçonne atteints de fièvre typhoïde parce qu'on pourra parfois y reconnaître des ulcérations capables par leurs caractères de fixer un diagnostic encore incertain ;

2° qu'il faut visiter avec non moins de soin la gorge de ceux qui ont une fièvre typhoïde bien avérée, parce que l'on pourra y découvrir et y combattre avec succès, *dès le début,* une angine crémeuse, dont la propagation à l'œsophage et à l'estomac pourrait entraîner pendant la maladie, et surtout pendant la convalescence, au point de vue de la nutrition et de la réparation, les conséquences les plus funestes.

FIN

Paris. — Typ. A. PARENT, A. DAVY, successeur, rue Madame, 52
et rue Monsieur-le-Prince, 14.

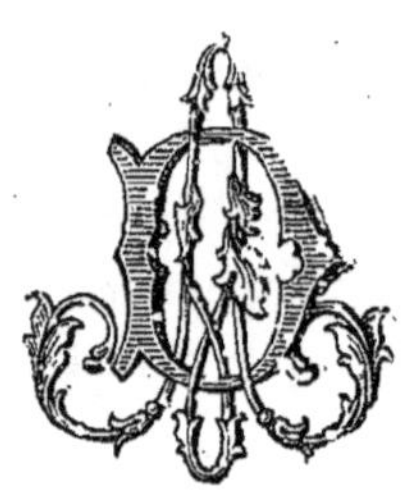